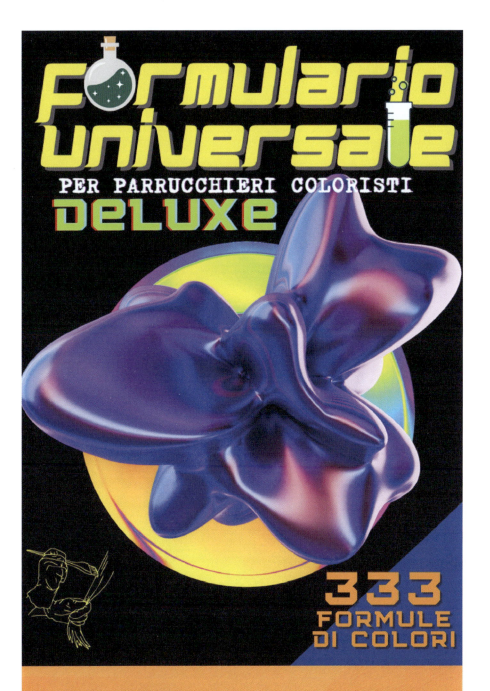

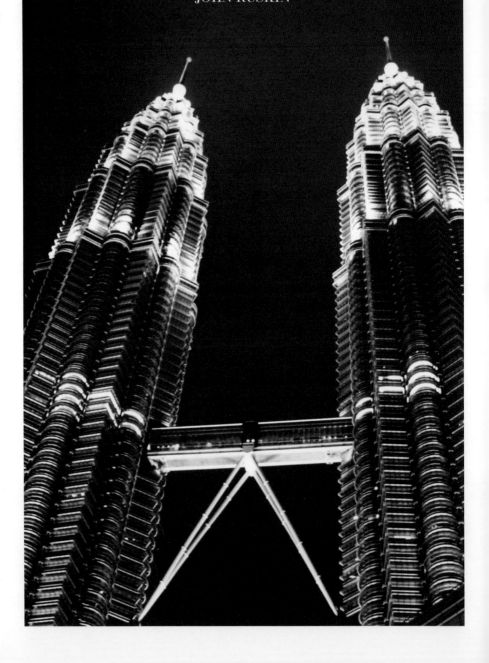

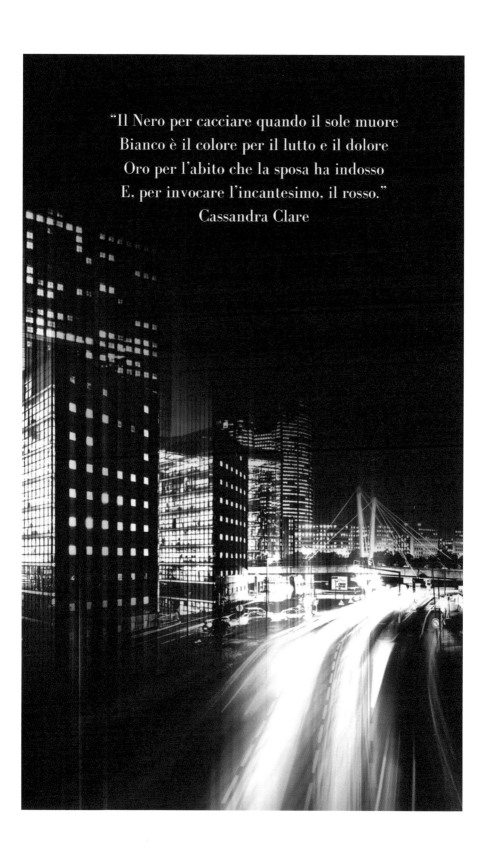

"Il Nero per cacciare quando il sole muore
Bianco è il colore per il lutto e il dolore
Oro per l'abito che la sposa ha indosso
E, per invocare l'incantesimo, il rosso."
Cassandra Clare

"Nell'oscurità tutti i colori si somigliano."
SIR FRANCIS BACON

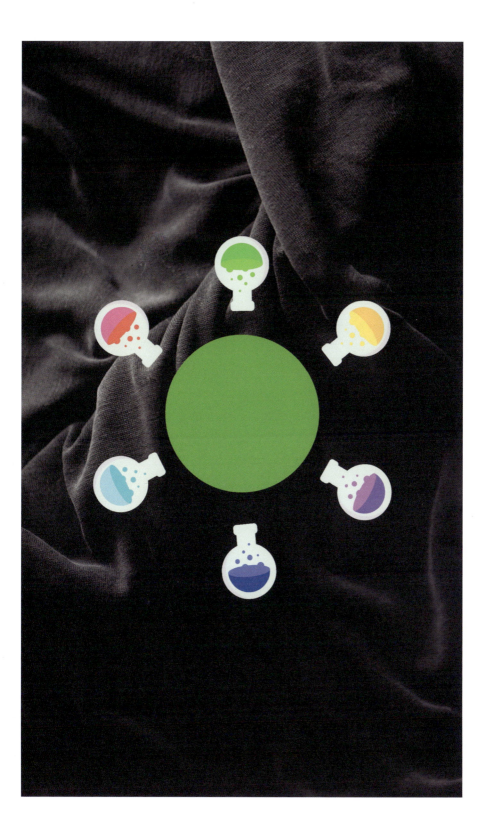

Immagina la persona che vuoi diventare e segui la strada che ti porterà ad esserla.

Francesco Cilidonio

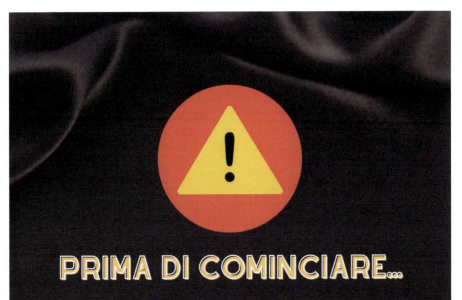

PRIMA DI COMINCIARE...

1. FARE ASSOLUTAMENTE ATTENZIONE NEL LEGGERE LE FORMULE GIUSTE DURANTE LA MISCELAZIONE.
2. IL DOSAGGIO DEVE ESSERE UGUALE A QUELLO TRASCRITTO NEL FORMULARIO. LE FORMULE SONO TESTATE E PERFEZIONATE PER NON VIRARE TROPPO DI COLORE. QUALSIASI VARIAZIONE IMPLICA NUOVE ED IMPREVISTE VARIABILI DI VIRAGGIO, PERCIÒ RISPETTARE LE DOSI E LE DILUIZIONI.
3. LE FORMULE PER CAPELLI BIANCHI NON DEVONO MAI ESSERE APPLICATE SU UN CAPELLO COLORATO. QUESTO NE PROVOCA IL SOVRACCARICO DI COLORE, INCUPENDOLO.
4. QUESTO FORMULARIO SI UTILIZZA SOLO PER COLORAZIONI AD OSSIDAZIONE IN CREMA O DIRETTA, SONO ASSOLUTAMENTE ESCLUSE ALTRE TIPOLOGIE, AD ESEMPIO LA COLORAZIONE AD OLIO.
5. IL RUOLO DEL COLORISTA NEL SALONE NON È SOLO ARTISTICO, SI RICORDA DI FARE ATTENZIONE ALLA CHIMICA DEL PRODOTTO E DI ATTENERSI AL FORMULARIO O ALLA CARTELLA COLORE, COME DA SEMPRE INDICATO DAI TECNICI DELLE AZIENDE. DIFATTI OGNI AZIENDA HA LA SUA SPECIFICA REGOLA DI DILUIZIONE O COLORAZIONE, FAR SEMPRE ATTENZIONE A NON ANDARE CONTRO I PRINCIPI CHIMICI CONSIGLIATI DALL'AZIENDA CON CUI LAVORATE.
6. ATTENZIONE AI DIVERSI RIFLESSI CHE MUTANO A SECONDA DELL'AZIENDA, DI SEGUITO VI ELENCO SU QUALI BASI DI RIFLESSO SONO STATE CREATE LE MIE COLORAZIONI.
7. TESTATE, TESTATE, TESTATE! OGNI FORMULA È COME SE FOSSE UNA COLORAZIONE NUOVA, PERCIÒ DOVETE PROVARLE PRIMA DI FARLE ALLA CLIENTE, SOLO COSÌ POTRETE DESTREGGIARE BENE LA MATERIA. LE PROVE SU CLIENTE NON SONO AMMESSE, A MENO CHE NON SIANO RICHIESTE.

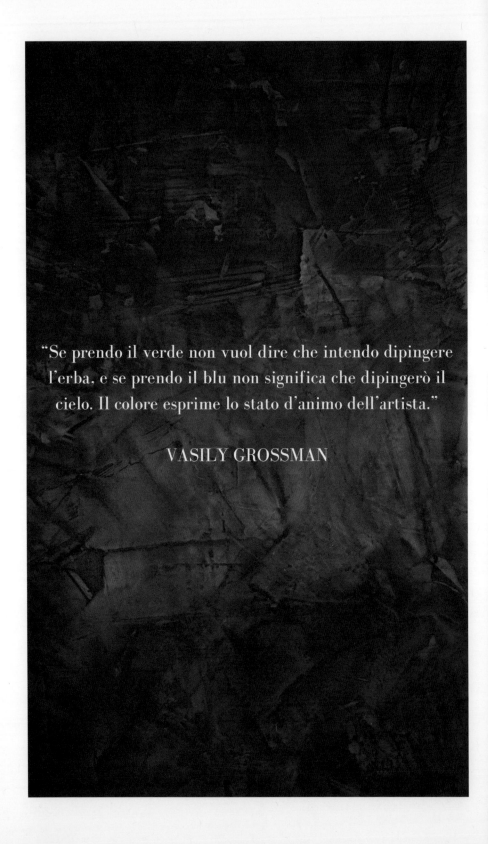

"Se prendo il verde non vuol dire che intendo dipingere l'erba, e se prendo il blu non significa che dipingerò il cielo. Il colore esprime lo stato d'animo dell'artista."

VASILY GROSSMAN

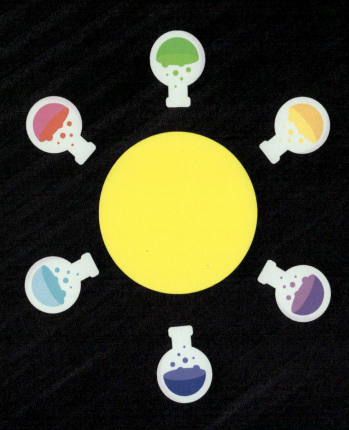

formulas for people of all skill levels, from the lowest to the highest.

"Non esiste un nero, ma dei neri."
YVES SAINT LAURENT

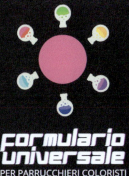

formulario universale
PER PARRUCCHIERI COLORISTI

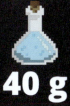

40 g

Le nuance di questo formulario si basano tutte su 40 grammi di prodotto. Si ritiene che sia la quantità necessaria per un individuo in modo tale da eliminare gli sprechi; se così non fosse, basterà fare il calcolo delle quantità dividendo o moltiplicando dai grammi prestabiliti delle formule.

Quando trovate queste due classificazioni, significa che...

Range

Sono le nuance studiate per la copertura dei capelli bianchi o quelli naturali. Utilizzabili con acqua ossigenata dai 20 volumi fino ai 30. Tempo di posa: 30 - 35 minuti.

Special color

Sono formule create per la tonalizzazione e anche neutralizzazione dei capelli decolorati, per effettuare colorazioni particolari e i trend moda. Non hanno capacità di copertura sul capello bianco ma lo riflessa. Spesso, grazie alle formule Special vengono poi riprodotte le miscelazioni Range. Miscelazione ossigeni: da 5vol a 15vol rapporto diluizione 1:1 - 1:1,5 - 1:2 tempo di posa da 10 a 20 minuti

Ecco su quali riflessi sono state basate le formule, assicuratevi dunque che la vostra azienda di coloranti si basi su questi della lista, per evitare ulteriori viraggi di colore indesiderati:

1. CENERE - BLU
2. IRISè - VIOLA
3. DORATO
4. RAME
5. MOGANO
6. ROSSO
7. MATT - VERDE
8. MOKA

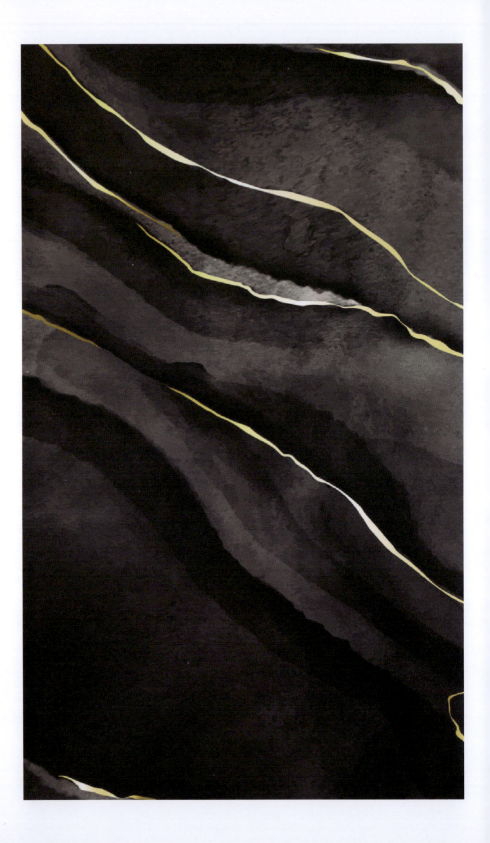

Testate le formule prima del loro utilizzo!!

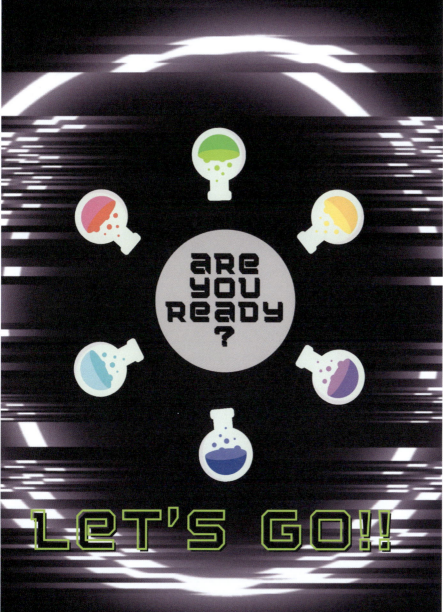

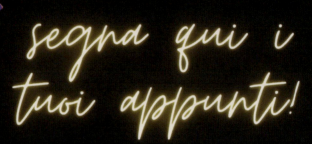

segna qui i tuoi appunti!

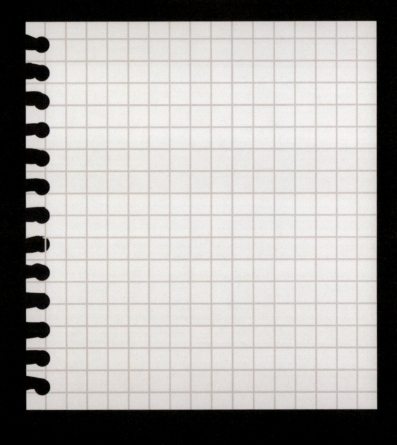

Range Bordeaux

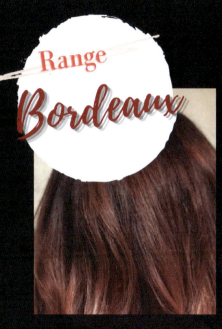

altezza di tono 4: 20g di 4 +20 g di 4.66 + 1g di 4.35

altezza di tono 5: 20g di 5 +20 g di 5.66 + 1g di 5.53

altezza di tono 6: 20g di 6 +20 g di 6.66 + 1g di 6.53

altezza di tono 7: 20g di 7 +20 g di 7.66 + 1g di 7.53

altezza di tono 8: 20g di 8 +15 g di 8.66 + 5g di 8.35

Venetian Red Range

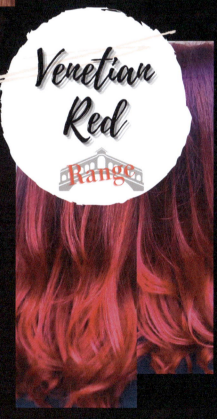

altezza di tono 4: 20g di 4 +20 g di 4.66 + 1g di 4.44

altezza di tono 5: 20g di 5 +20 g di 5.66 + 1g di 5.44

altezza di tono 6: 20g di 6 +20 g di 6.66 + 1g di 6.44

altezza di tono 7: 20g di 7 +20 g di 7.66 + 1g di 7.44

altezza di tono 8: 20g di 8 +15 g di 8.66 + 5g di 8.44

altezza di tono 9: 20g di 9 +15 g di 9.66 + 5g di 9.44

Marsala

Special color:

FORMULA UTILIZZAZIBILE SU ALTEZZA DI TONO 8/910 pigmenti diretti o colorazione senza ossidanzione

15 g di Rosso + 3 g di blu + 1 g di grigio + 1g di dorato + 10 g di viola + 5 g di marrone + 5 g di trasparente

Range

altezza di tono 4: 20g di 4 +10 g di 4.66 + 10 g di 4.22 + 1g di correttore blu (0.1)

altezza di tono 5: 20g di 5 +10 g di 5.66 + 10 g di 5.22 + 1g di correttore blu (0.1)

altezza di tono 6: 20g di 6 +10 g di 6.66 + 10 g di 6.22 + 1g di correttore blu (0.1)

altezza di tono 7: 20g di 7 +10 g di 7.66 + 10 g di 7.22 + 1g di correttore blu (0.1)

altezza di tono 8: 20g di 8 +10 g di 8.66 + 10 g di 8.22 + 1g di correttore blu (0.1)

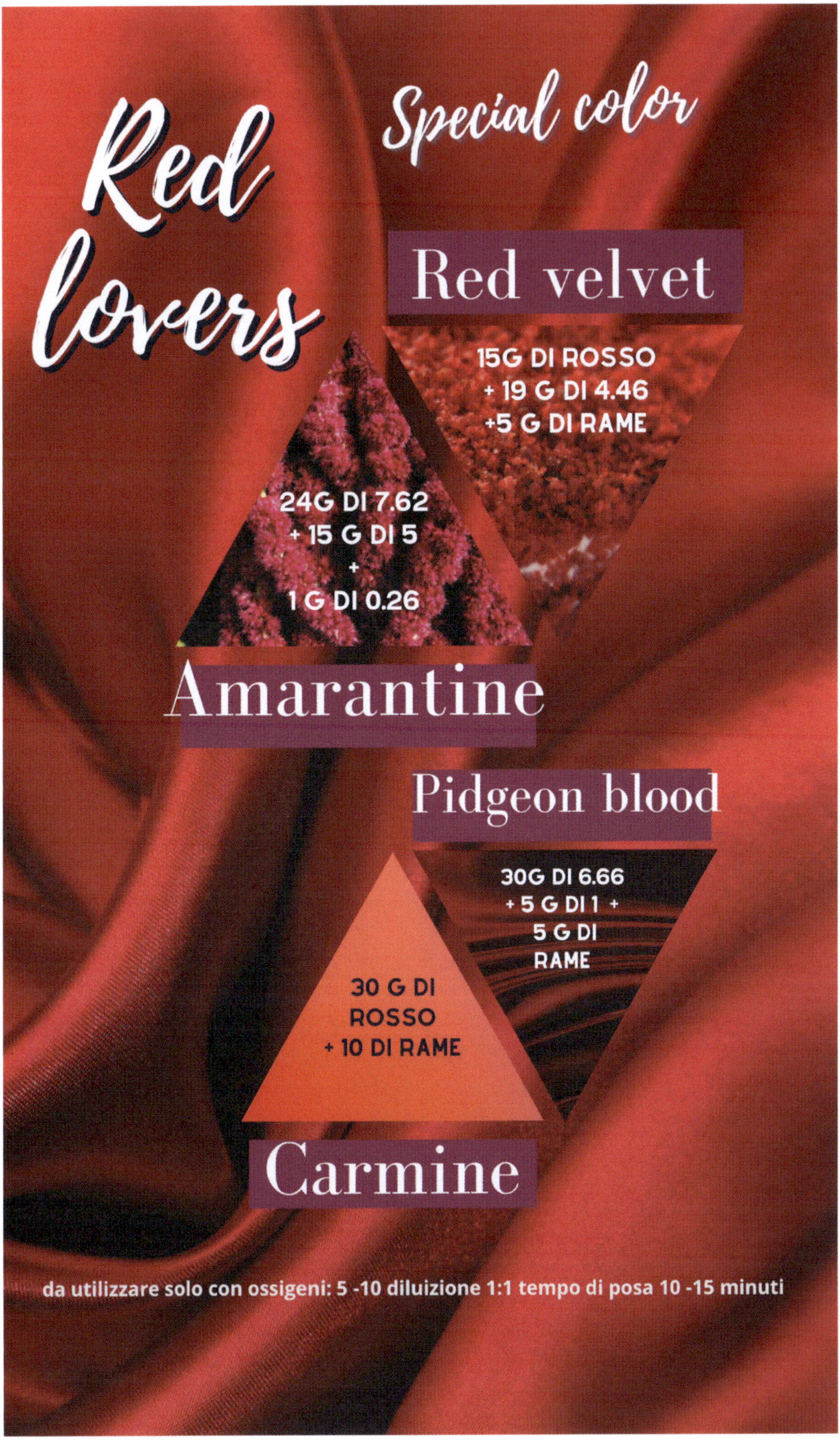

Red lovers

Special color

Red velvet

15G DI ROSSO
+ 19 G DI 4.46
+5 G DI RAME

Amarantine

24G DI 7.62
+ 15 G DI 5
+
1 G DI 0.26

Pidgeon blood

30G DI 6.66
+ 5 G DI 1 +
5 G DI RAME

Carmine

30 G DI ROSSO
+ 10 DI RAME

da utilizzare solo con ossigeni: 5 -10 diluizione 1:1 tempo di posa 10 -15 minuti

appunta qui le tue modifiche per le formule!

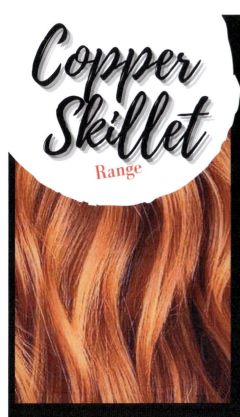

Copper Skillet Range

altezza di tono 4: 20g di 4 +10 g di 4.44 + 10g di 4.33

altezza di tono 5: 20g di 5 +10 g di 5.44 + 10g di 5.33

altezza di tono 6: 20g di 6 +10 g di 6.44 + 10g di 6.33

altezza di tono 7: 20g di 7 +10 g di 7.44 + 10g di 7.33

altezza di tono 8: 20g di 8 +10 g di 8.44 + 10g di 8.33

altezza di tono 9: 20g di 9 +10 g di 9.44 + 10g di 9.33

altezza di tono 10: 30g di 10.44 + 10g di 10.33

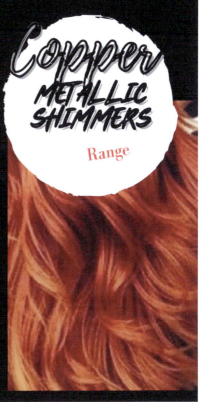

Copper Metallic Shimmers Range

altezza di tono 4: 20g di 4 +10 g di 4.44 + 10g di 4.43

altezza di tono 5: 20g di 5 +10 g di 5.44 + 10g di 5.43

altezza di tono 6: 20g di 6 +10 g di 6.44 + 10g di 6.43

altezza di tono 7: 20g di 7 +10 g di 7.44 + 10g di 7.43

altezza di tono 8: 20g di 8 +10 g di 8.44 + 10g di 8.43

altezza di tono 9: 20g di 9 +10 g di 9.44 + 10g di 9.43

altezza di tono 10: 30g di 10.44 + 10g di 10.43

Special color

Ocra rossa:
2 varianti - colorazione diretta:
25g di rosso + 8 g di giallo + 7 g di blu.
15g di magenta +20 g di giallo + 5 g di nero.
Colorazione ad ossidazione:
25 g di 8.66 + 8g di 9.33 + 7 g di 8.11 + ossigeni a 5 o 10 volumi diluizione 1:1

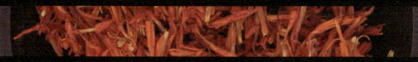

Cartamo:
colorazione diretta: 29g di rosso + 6g di oro + 4 g di blu
colorazione ad ossidazione: 29 g di 7.66 + 6 g di 6.33 + 4 g di 9.11 ossigeni a 5 o 10 volumi diluizione 1:1

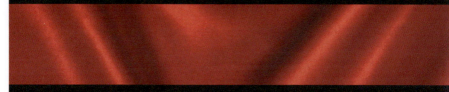

Scarlatto:
colorazione diretta: 22 g di magenta + 18 g di giallo.
colorazione ad ossidazione: 22 g di 9.66 + 18 di 9.44
ossigeni a 5 o 10 volumi diluizione 1:1

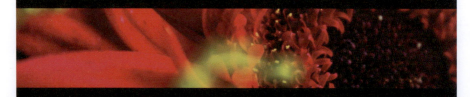

Carminio:
colorazione diretta: 35 g di rosso + 4 g di giallo + 1 g di blu
colorazione ad ossidazione: 35 g di 7.66 + 4 di 8.33 + 1 g di 8.11 ossigeni a 5 o 10 volumi diluizione 1:1

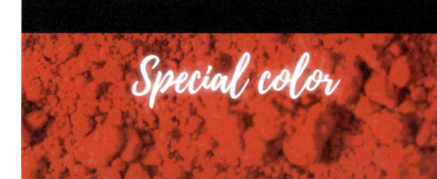

Special color

Vermiglione:
colorazione diretta:
rosso 30 g + 8 g di giallo + 2 grammi di nero
colorazione ad ossidazione:
30 g di 8.66 + 8g di 8.43 + 2 g di 2 ossigeni a 5 o 10 volumi diluizione 1:1

Iro-urushi:
colorazione diretta (due varianti):
22 g di rosso + 4 g di giallo +4 g di blu + 10g di grigio.
14g di magenta + 13 g di giallo + 13 g di grigio scuro
colorazione ad ossidazione: 22g di 10.66 + 10 g di 9.31 + 8 g di 1

Robbia:
colorazione diretta: 35 g di rosso + 3 g di giallo + 2 g di blu
colorazione ad ossidazione: 35g di 8.66 + 5 g di 8.78 ossigeni a 5 o 10 volumi diluizione 1:1

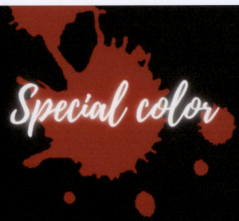

Special color

Rosso sangue:
colorazione diretta: 38g di rosso + 1g di blu + 1 g di grigio
colorazione ad ossidazione: 38g di 6.66 + 1g di 1.1

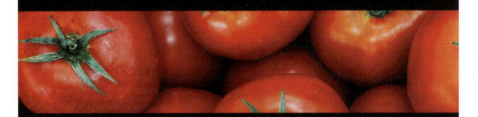

Rosso pomodoro:
colorazione diretta: 29 g di rosso + 10 di giallo + 1g di grigio
colorazione ad ossidazione: 29g di 10.66 + 10 g di 10.34 + 1g di 3

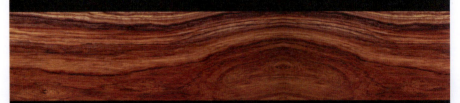

Palissandro:
colorazione diretta 20g di rosso + 10 g di marrone scuro + 10g di trasparente
colorazione ad ossidazione: 30 g di 7.66 + 10 g di 5.85 ossigeni a 5 o 10 volumi diluizione 1:1

Special color

Rosso fiammante:
colorazione diretta: 38g di rosso + 1g di giallo
colorazione ad ossidazione: 38g di 10.666 + 1g di 0.33
ossigeni a 5 o 10 volumi diluizione 1:1

Rosso fragola:
colorazione diretta: 20 g di rosso + 5 g di fucsia + 1 g di giallo + 14 g di trasparente.

Melograno:
colorazione diretta: 35g di magenta + 2 g di giallo + 3g di clear (trasparente)
colorazione ad ossidazione: 35 g di 8.66 + 1g di 0.43 + 3 g di clear (0.00)
ossigeni a 5 o 10 volumi diluizione 1:1

Arancio rosso:
colorazione diretta: 20 g di giallo + 20 g di Rosso
colorazione ad ossidazione: 30 g di 9.44 + 10 g di 9.66
ossigeni a 5 o 10 volumi diluizione 1:1

Arancione olandese:
colorazione diretta: 30g arancione + 5g di rosso +1g di Marrone + 4g di giallo fluo
colorazione ad ossidazione: 25g di 7.444 + 5 g di 8.64 + 10g di 8.33

Ambra:
colorazione diretta: 30 g di giallo + 5 g di arancione + 5 g di marrone

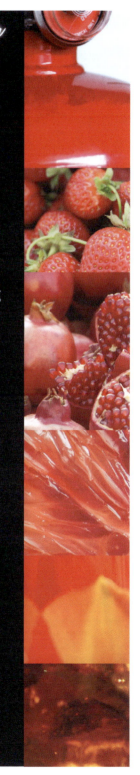

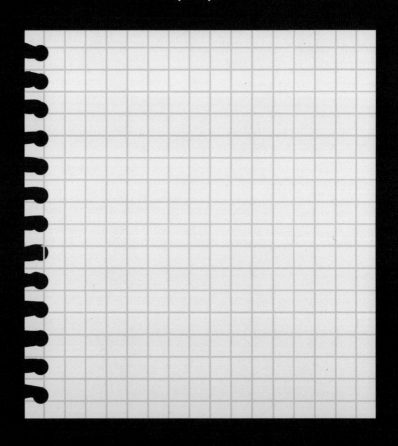

HONEY Range

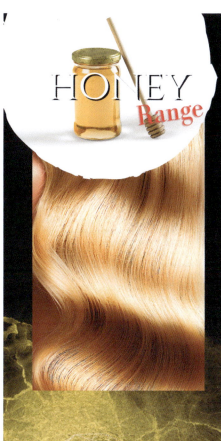

altezza di tono 4: 20g di 4 + 20g 4.33

altezza di tono 5: 20g di 5 + 20g 5.33

altezza di tono 6: 20g di 6 + 20g 6.33

altezza di tono 7: 20g di 7 + 20g 7.33

altezza di tono 8: 20g di 8 + 20g 8.33

altezza di tono 9: 39g di 9.33 + 1 g di 9.34

altezza di tono 10: 39g di 10.33 + 1 g di 10.34

Gold lovers
Special color

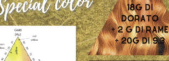

ORO BIANCO
1G DI DORATO + 30G DI 9:32 + 1 G DI 1 + 10G 10.21

oro nero
10G DI 1 + 20G DI CLEAR (0.00) + 1G DI DORATO + 10G DI 10.11

18G DI DORATO + 2 G DI RAME + 20G DI 9:3

10G DI DORATO + 10G DI 8:17 + 20G 10.7

oro giallo

ORO VERDE

da utilizzare solo con ossigeni: 5 -10 diluizione 1:1 tempo di posa 10 -15 minuti

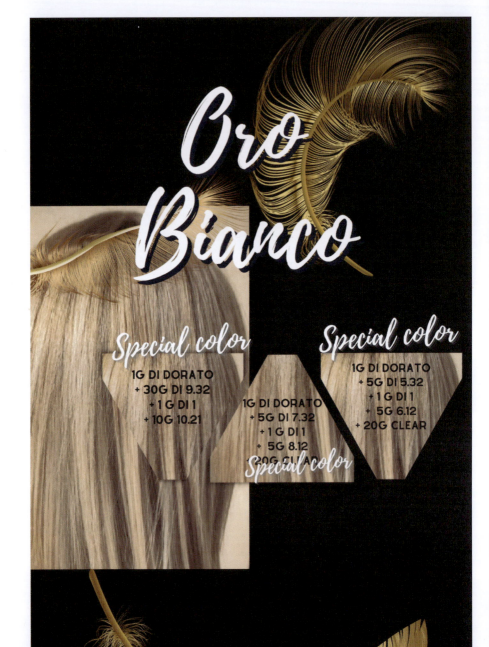

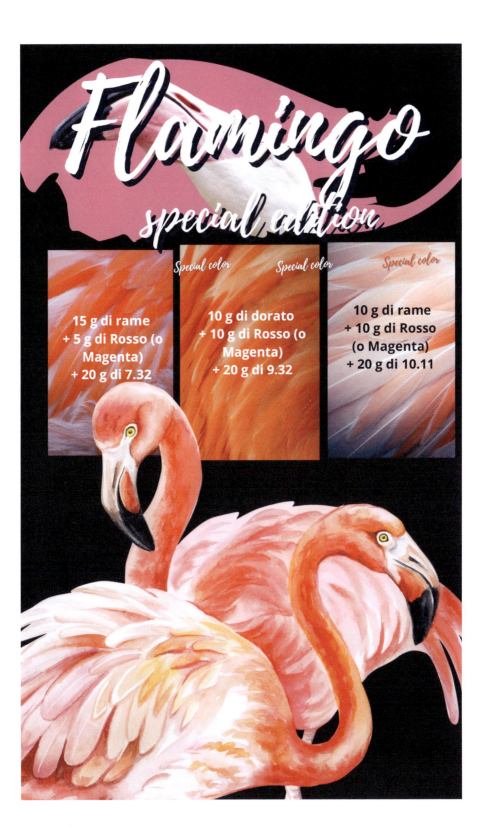

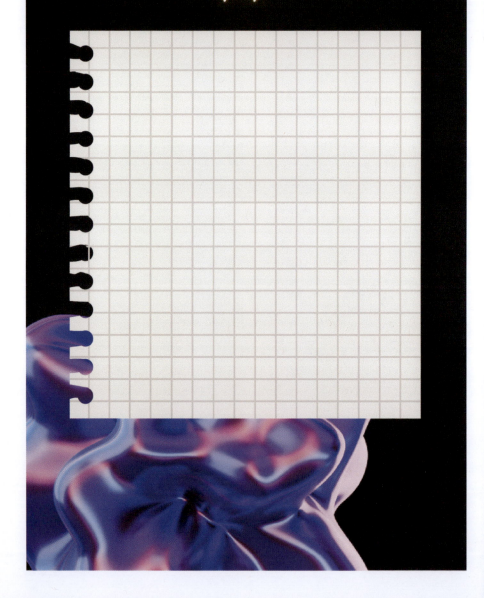

Range TERRA DI SIENA BRUCIATA
UN RAME TENUE E PARTICOLARE

5	15 G DI RAME + 5 G di 5.31 + 20 g di 5
6	15 G DI RAME + 5 G DI 6.31 + 20 g di 6
7	15 G DI RAME + 5 G DI 7.31 + 20 g di 7
8	15 G DI RAME + 5 G di 8.31 + 20 g di 8.00

Range CHOCOLATE

4	1 G DI RAME + 1G DI DORATO + 40 g di 4
5	1 G DI RAME + 1G DI DORATO + 40 g di 5
6	1 G DI RAME + 1G DI DORATO + 40 g di 6
7	1 G DI RAME + 1G DI DORATO + 40 g di 7

Cool Summer — Special color

Red Orange
18G DI ROSSO + 17G DI RAME + 5 G DI 1

Orange fruit
15G DI RAME + 15 G DI GIALLO + 10G DI CLEAR

Grapefruit
10G DI ROSA + 1 G DI ORO + 29G DI 9.32

Lime
3G DI GIALLO FLUO + 5 G DI VERDE FLUO + 31 G DI CLEAR

Limone
10 G DI GIALLO FLUO + 10 G DI CLEAR + 20 G DI 10.34

da utilizzare solo con ossigeni: 5 -10 diluizione 1:1

segna qui i tuoi appunti!

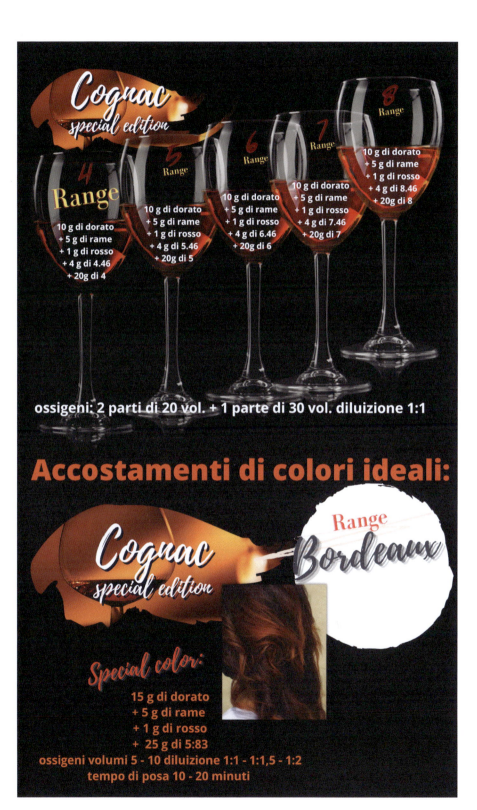

Cognac *special edition*

4 Range
10 g di dorato
+ 5 g di rame
+ 1 g di rosso
+ 4 g di 4.46
+ 20g di 4

5 Range
10 g di dorato
+ 5 g di rame
+ 1 g di rosso
+ 4 g di 5.46
+ 20g di 5

6 Range
10 g di dorato
+ 5 g di rame
+ 1 g di rosso
+ 4 g di 6.46
+ 20g di 6

7 Range
10 g di dorato
+ 5 g di rame
+ 1 g di rosso
+ 4 g di 7.46
+ 20g di 7

8 Range
10 g di dorato
+ 5 g di rame
+ 1 g di rosso
+ 4 g di 8.46
+ 20g di 8

ossigeni: 2 parti di 20 vol. + 1 parte di 30 vol. diluizione 1:1

Accostamenti di colori ideali:

Cognac *special edition* — Range **Bordeaux**

Special color:
15 g di dorato
+ 5 g di rame
+ 1 g di rosso
+ 25 g di 5:83

ossigeni volumi 5 - 10 diluizione 1:1 - 1:1,5 - 1:2
tempo di posa 10 - 20 minuti

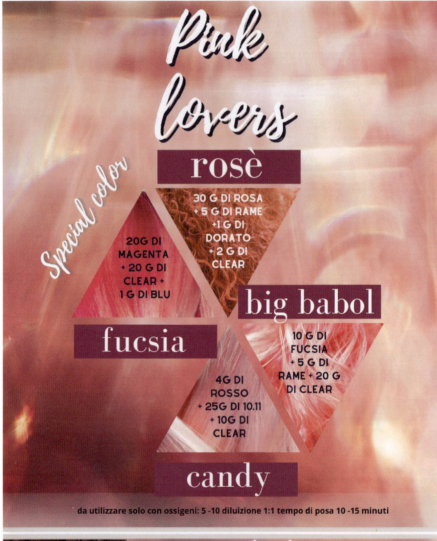

Pink lovers

Special color

rosè
30 G DI ROSA + 5 G DI RAME + 1 G DI DORATO + 2 G DI CLEAR

fucsia
20G DI MAGENTA + 20 G DI CLEAR + 1 G DI BLU

big babol
10 G DI FUCSIA + 5 G DI RAME + 20 G DI CLEAR

candy
4G DI ROSSO + 25G DI 10.11 + 10G DI CLEAR

da utilizzare solo con ossigeni: 5 -10 diluizione 1:1 tempo di posa 10 -15 minuti

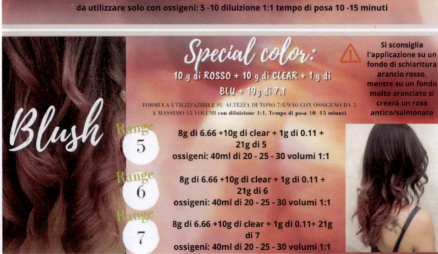

Blush

Special color:
10 g di ROSSO + 10 g di CLEAR + 1 g di BLU + 19g di 7.1

FORMULA UTILIZZABILE SU ALTEZZA DI TONO 7/8/9/10 CON OSSIGENO DA 5 A MASSIMO 15 VOLUMI con diluizione 1:1. Tempo di posa 10 -15 minuti

⚠️ Si sconsiglia l'applicazione su un fondo di schiaritura arancio rosso, mentre su un fondo molto aranciato si creerà un rosa antico/salmonato

Range 5: 8g di 6.66 +10g di clear + 1g di 0.11 + 21g di 5
ossigeni: 40ml di 20 - 25 - 30 volumi 1:1

Range 6: 8g di 6.66 +10g di clear + 1g di 0.11 + 21g di 6
ossigeni: 40ml di 20 - 25 - 30 volumi 1:1

Range 7: 8g di 6.66 +10g di clear + 1g di 0.11+ 21g di 7
ossigeni: 40ml di 20 - 25 - 30 volumi 1:1

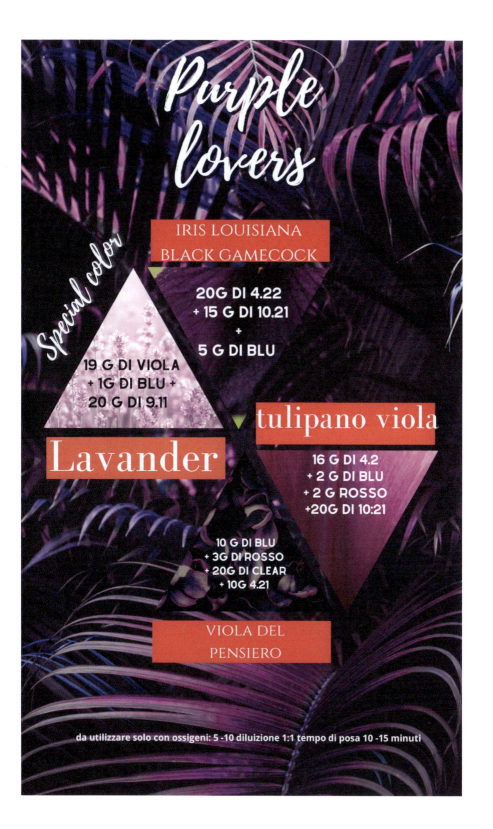

segna qui i tuoi appunti!

Blue lovers
Special color

blu di prussia
30 G DI BLU
+10 G DI CLEAR +
1 G DI TURCHESE

dove blue
5G DI BLU +
25 G DI 6.11
+1 G DI DORATO
+ 9 G DI 10.7

+ 20 G DI 10.12
+20 G DI BLU

15 G DI BLU
+ 25 G DI 10.81
+1 G DI 2

indaco

classic blue

Night colors
Special color

da utilizzare solo con ossigeni: 5 -10 diluizione 1:1

PORPORA
35g di Magenta + 5g di Blu

BLU VIOLET
10g di Rosso + 30g di Blu

INDIGO
1 g di Rosso + 38 g di Blu + 1g di Clear

black cherry
37g di Rosso + 1g di 1 + 2g di Blu

da utilizzare solo con ossigeni: 5 -10 diluizione 1:1 tempo di posa 10 - 15 minuti

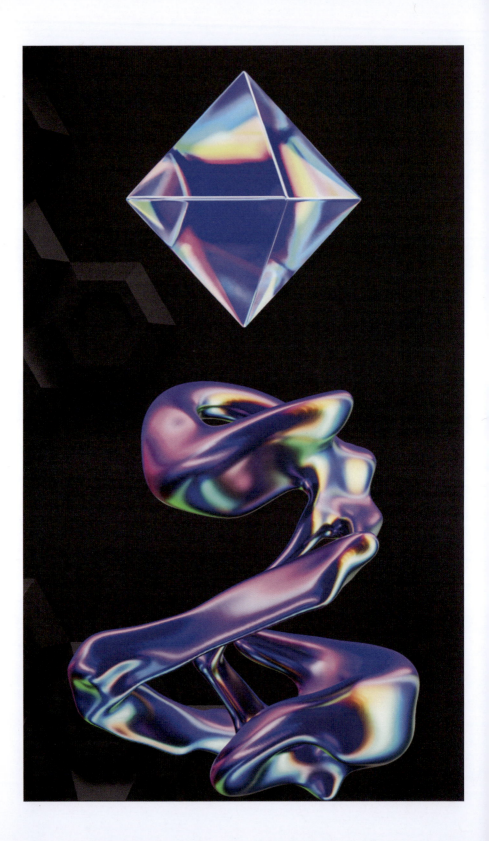

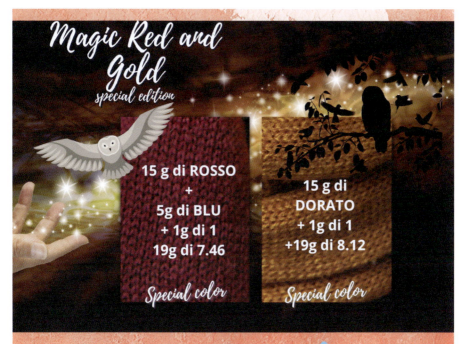

Magic Red and Gold
special edition

15 g di ROSSO
+
5g di BLU
+ 1g di 1
19g di 7.46

Special color

15 g di DORATO
+ 1g di 1
+19g di 8.12

Special color

Living Coral
special edition

1g di Rosso
+10 g di rame
+ 1 g di dorato
+ 1g di 2
+27g di Clear

Special color

1g di Rosso
+ 10 g di rame
+ 1 g di dorato
+7g di Clear
+ 20 g di 7.11

Special color

1g di Rosso
+10 g di rame
+1g di dorato
+ 7g di Clear
+ 22 g di 8.11

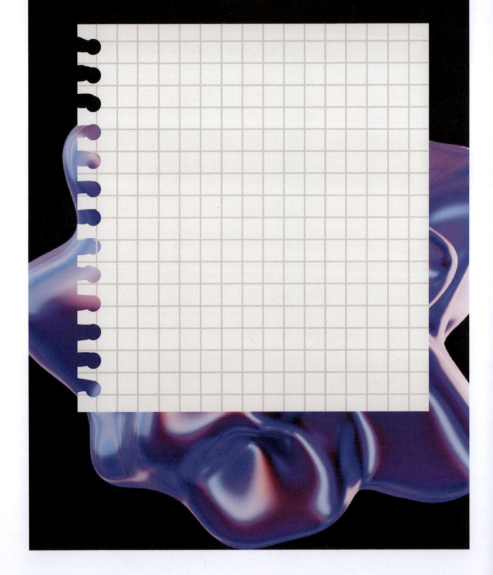

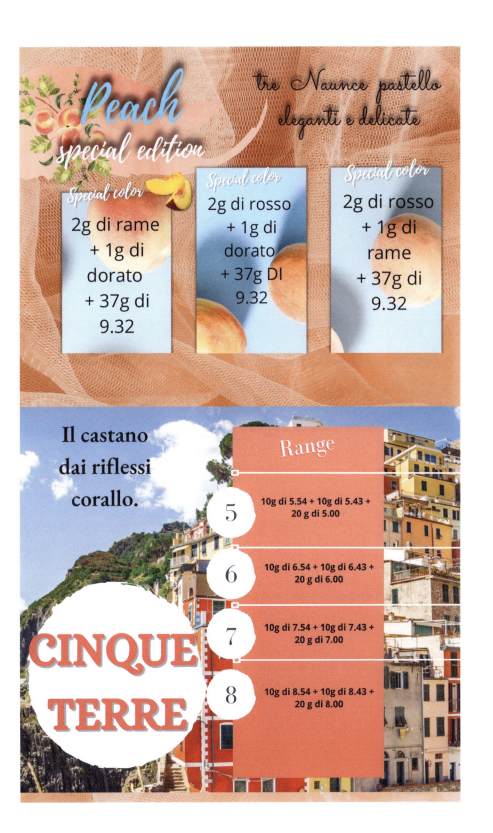

segna qui i tuoi appunti!

Range
ANTARCTIC
BASE FREDDA

5	1 G DI CLEAR + 1 G DI 1.1 + 38 G DI 5 (VOLUMI ACQUA OSSIGENATA: 20 MASSIMO 25)
6	1 G DI CLEAR + 1 G DI 1.1 + 38 G DI 6 (VOLUMI ACQUA OSSIGENATA: 20 MASSIMO 25)
7	1 G DI CLEAR + 1 G DI 1.1 + 38 G DI 7 (VOLUMI ACQUA OSSIGENATA: 20 MASSIMO 25)
8	1 G DI CLEAR + 1 G DI 1.1 + 38 G DI 8 (VOLUMI ACQUA OSSIGENATA: 20 MASSIMO 25)
TONER:	38 G DI 10.00 + 1 G DI 1.1 + 1 G DI 2 CON ACQUA OSSIGENATA A 5 VOL.

Range
SAHARA
DORATO/SABBIA

4	15 G DI 0.3 + 5 G DI 4.81 + 20 g di 4
5	15 G DI 0.3 + 5 G DI 5.81 + 20 g di 5
6	15 G DI 0.3 + 5 G DI 6.81 + 20 g di 6
7	15 G DI 0.3 + 5 G DI 7.81 + 20 g di 7
8	15 G DI 0.3 + 5 G DI 8.81 + 20 g di 6

Pastel Special plus +

Benvenuti nella sezione **Special plus+** del formulario. Qui potrete trovare le formule pastello: nuance delicate e di facile utilizzo. Sono di altezza di tono 9 -10 e necessitano dello stesso fondo di schiaritura. Ideali per i clienti che amano cambiare riflesso di continuo. Funzionano come tonalizzanti per meches, ombré, decolorazioni. Troppo poco percettibili per essere usate su un fondo più scuro di 10.

DILUIZIONE ACQUA OSSIGENATA: 5 VOL. RAPPORTO 1:1
TEMPO DI POSA 10 -15 - 20 MINUTI

Rosa Quarzo e Serenity
Special plus +

SERENITY	ROSA QUARZO
+ 5 g blu	+ 3g Rosso
+ 30g di 10.12	+ 37g di 10.11
+5g di 10:21	

Unicorn
Special plus +

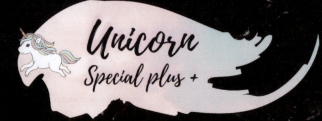

2 g Fucsia + 38g di 9.32	1 g rame +1 di dorato + 38 g di 9.32	3g di giallo fluo + 37g di 10.23	5g di verde + 35g di 10.13	5 g blu + 35g di 10.1	5 g di viola + 36g di 10.21

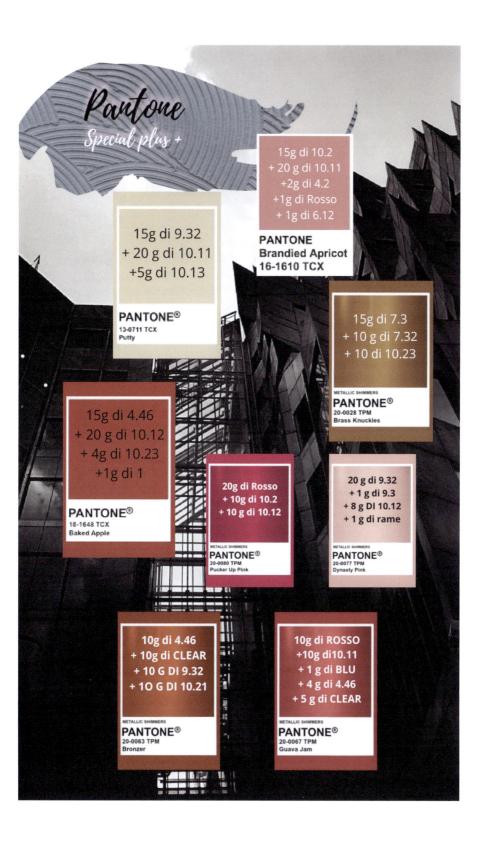

Pantone
Special plus +

Color of the Year 2022

SPECIAL COLOR (TONER):
10 G DI BLU +
1 G DI ROSSO
+
1 G DI GRIGIO
+
28 G DI CLEAR

Very Peri

+ 29 g DI ROSSO
+ 9 g RAME
+ 1 g di 1
+ 1 goccia di BLU

PANTONE®
19-1557 TCX
Chili Pepper

20 g di 8.23
+ 10 g di 9.32
+ 10 g di 10.21

METALLIC SHIMMERS
PANTONE®
20-0050 TPM
Peach Bellini

ARCTIC COLORS
Special color

da utilizzare solo con ossigeni: 5 -10 diluizione 1:1

ARCTIC SUNRISE
18g di 9.32 + 20g di CLEAR + 2g di ROSSO

ICEBERG
35 g di CLEAR + 5g BLU

ARCTIC SEA
20g di BLU +20 g di CLEAR + 1 g di VERDE

DIRTY ICE
18g di 7 + 22g di CLEAR + 1 G DI 2

Arctic Blonde Range

Special color:
40g di CLEAR + 1 g di 2
FORMULA UTILIZZABILE SU ALTEZZA DI TONO 9/10 CON OSSIGENO DA 5 VOLUMI con diluizione 1:1.
Tempo di posa 10 -20 minuti

6 20 G DI 6.78 + 18 g di 6.00 + 2 g di 6.17

7 20 G DI 7.78 + 18 g di 7.00 + 2 g di 7.17

8 20 G DI 8.78 + 18 g di 8.00 + 2 g di 8.17

9 20 G DI 9.78 + 18 g di 9.00 + 2 g di 9.17

Kaki special edition

INTENSE Special color
20 grammi di DORATO + 20 grammi di BLU + 2 grammi di RAME

DARK Special color
10 grammi di DORATO + 10 grammi di BLU + 1 grammo di RAME +20 G DI 7

HIGHER BRIGHTNESS Special color
5 grammi di DORATO + 5 grammi di BLU + 1 grammo di RAME + 30 g di 8

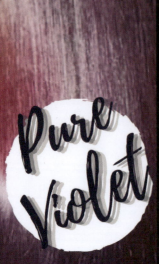

Pure Violet

Special color:

30 g di Rosso / Magenta +
10 g di Blu

FORMULA UTILIZZAZIBILE SU ALTEZZA DI TONO 8/9/10 CON OSSIGENO DA 5 A MASSIMO 15 VOLUMI, RAPPORTO 1:1

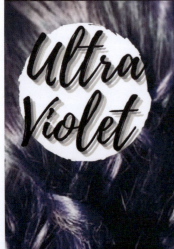

Ultra Violet

Special color:

10 g di Rosso +
30 g di Blu

FORMULA UTILIZZAZIBILE SU ALTEZZA DI TONO 8/9/10 CON OSSIGENO DA 5 A MASSIMO 15 VOLUMI. RAPPORTO DILUIZIONE: 1:1

segna qui i tuoi appunti!

Range
Matt Black

un nero ad effetto matt, naturale, luminoso ed elegante.

30 g di 1 + 5 G DI VERDE + 3 G DI BLU + 2 G DI DORATO + 40 ml di ACQUA OSSIGENATA a 15 volumi su capello naturale, su capello bianco a 20 vol.

CLASSIC TONER

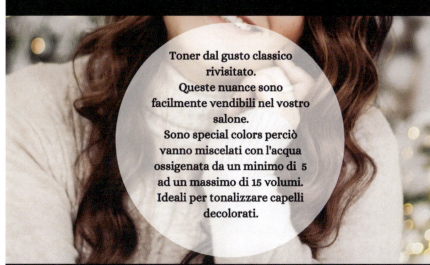

Toner dal gusto classico rivisitato.
Queste nuance sono facilmente vendibili nel vostro salone.
Sono special colors perciò vanno miscelati con l'acqua ossigenata da un minimo di 5 ad un massimo di 15 volumi.
Ideali per tonalizzare capelli decolorati.

IRISH COPPER HAIR COLOR COLLECTION

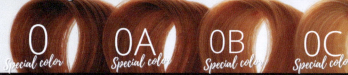

0 *Special color*
20 G DI RAME +
10 G DI DORATO +
20 G DI 6.3

0A *Special color*
25 G DI RAME +
12 G DI DORATO +
5 G DI 6 + 5 G DI 7.3

0B *Special color*
20 G DI RAME +
10 G DI DORATO +
20 G DI 8

0C *Special color*
20 G DI RAME +
10 G DI DORATO +
20 G DI 8.33

MARINA ABRAMOVIĆ INSPIRATION
COLLECTION *Special color*

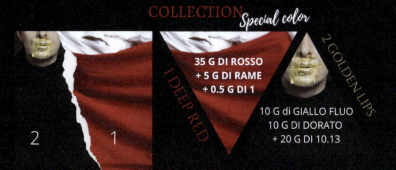

1 DEEP RED
35 G DI ROSSO
+ 5 G DI RAME
+ 0.5 G DI 1

2 GOLDEN LIPS
10 G di GIALLO FLUO
10 G DI DORATO
+ 20 G DI 10.13

WARM GREY COLLECTION

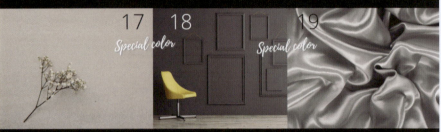

17 *Special color*
1 G DI DORATO
+ 10 G DI GRIGIO
+
29 G DI 10.21

18 *Special color*
1 G DI 5
+ 10 G DI GRIGIO
+
29 G DI 10.11

19 *Special color*
1 G DI 1
+ 10 G DI 10.12
+ 29 G DI 10.11

SAND COLLECTION

29
35 G DI CLEAR
+ 2 G DI DORATO
+ 3 G DI 10.38

30 *Special color*
20 G DI CLEAR
+ 5 G DI DORATO
+ 15 G DI 8.81

31 *Special color*
25 G DI CLEAR
+ 5 G DI DORATO
+ 1 G DI RAME
+ 10 G DI 8.81

ANTIQUE PINK COLLECTION

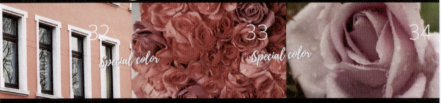

32
3 G DI FUCSIA
+ 37 G DI 10.11

33 *Special color*
3 G DI ROSSO
+ 1 G DI DORATO
+ 36 G DI 10.11

34
2 G DI VIOLA
+ 1 G DI FUCSIA
+ 37 G DI 10.11

MAPLE COLLECTION

44
Special color

45
Special color

10 g di FUCSIA
+ 10 G di CLEAR
+ 20 G DI 10.21

10 g di RAME
+ 10 G di GIALLO FLUO
+ 20 G DI 10.37

MOON GREY COLLECTION

49
Special color

50
Special color

10 G DI 10.12
+ 10 G DI 10.11
+ 20 G DI GRIGIO

10 G DI 10.12
+ 10 G DI 10.11
+ 10 G DI GRIGIO
+ 10 G DI CLEAR

1 G DI 1
+ 1 G DI 1.1
+ 38 G DI 10.12

ICE COLLECTION

52
Special color

53
Special color

10 G DI 10.02
+ 30 G DI CLEAR

9 G DI 10.01
+ 1 G DI BLU
+ 30 G DI CLEAR

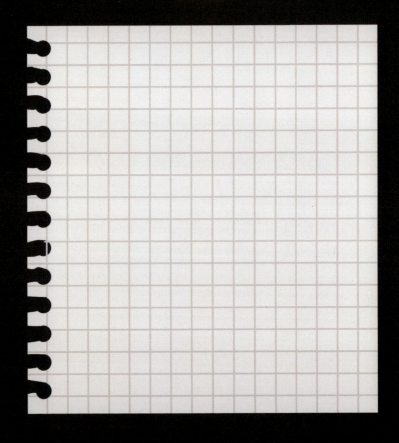

WINE COLLECTION
Special color

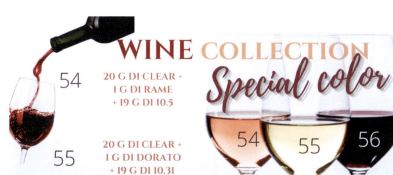

54	20 G DI CLEAR + 1 G DI RAME + 19 G DI 10.5
55	20 G DI CLEAR + 1 G DI DORATO + 19 G DI 10.31
56	20 G DI 6.66 + 1 G DI 1.1 + 19 G DI 0.65

CORK COLLECTION
Special color

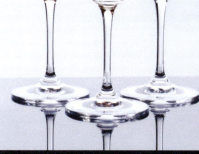

57	58	59
20 g di DORATO + 1 G di 3 + 19 G di 10.03	20 g di DORATO + 1 G di 2 + 19 G di 9.33	20 g di DORATO + 1 G di 2 + 19 G di 9.35

COFFEE COLLECTION
Special color

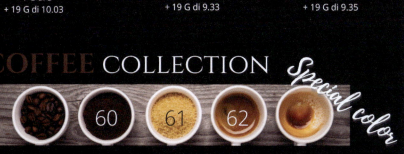

60	61	62
30 G 4.54 + 10 G 4.83	30 G 9.34 + 10 G 10.83	30 G 7.54 + 10 G 8.83

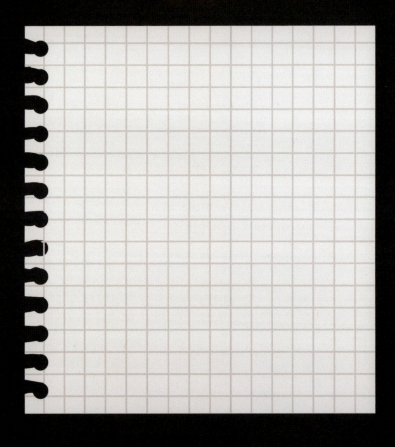

CLASSIC COLORS

Queste nuances sono state create per essere armoniche ed eleganti e facilmente vendibili.
Si utilizzano con coloranti ad ossidazione per i capelli bianchi o colorati.
Acqua ossigenata: dai 20 a massimo 30 vol. con diluizione 1:1 - 1:1.5

SUPERIOR BROWN

Range
- 3   20 G DI 3.87 + 20 G DI 3.00
- 4   20 G DI 4.87 + 20 G DI 4.00
- 5   20 G DI 5.87 + 20 G DI 5.00
- 6   20 G DI 6.87 + 20 G DI 6.00

BRIGHT BROWN

Range
- 3   20 G DI 3.83 + 20 G DI 3.00
- 4   20 G DI 4.83 + 20 G DI 4.00
- 5   20 G DI 5.83 + 20 G DI 5.00
- 6   20 G DI 6.83 + 20 G DI 6.00

WARM BROWN

Range
- 3   20 G DI 3.14 + 20 G DI 3.00
- 4   20 G DI 4.14 + 20 G DI 4.00
- 5   20 G DI 5.14 + 20 G DI 5.00
- 6   20 G DI 6.14 + 20 G DI 6.00

COLD BROWN

Range
- 3   20 G DI 3.17 + 20 G DI 3.00
- 4   20 G DI 4.17 + 20 G DI 4.00
- 5   20 G DI 5.17 + 20 G DI 5.00
- 6   20 G DI 6.17 + 20 G DI 6.00

HOT BROWN

Range
- 3   20 G DI 3.42 + 20 G DI 3.00
- 4   20 G DI 4.42 + 20 G DI 4.00
- 5   20 G DI 5.42 + 20 G DI 5.00
- 6   20 G DI 6.42 + 20 G DI 6.00

ORANGE BROWN

Range

3   20 G DI 3.43 + 20 G DI 3.00
4   20 G DI 4.43 + 20 G DI 4.00
5   20 G DI 5.43 + 20 G DI 5.00
6   20 G DI 6.43 + 20 G DI 6.00

CHERRY BROWN

Range

3   20 G DI 3.65 + 20 G DI 3.00
4   20 G DI 4.65 + 20 G DI 4.00
5   20 G DI 5.65 + 20 G DI 5.00
6   20 G DI 6.65 + 20 G DI 6.00

GOLD BROWN

Range

3   20 G DI 3.33 + 20 G DI 3.00
4   20 G DI 4.33 + 20 G DI 4.00
5   20 G DI 5.33 + 20 G DI 5.00
6   20 G DI 6.33 + 20 G DI 6.00

CLASSIC RED

Range

4	10 g di 4.66 + 10 g di 4.65 + 20 g di 4
5	10 g di 5.66 + 10 g di 5.65 + 20 g di 5
6	10 g di 6.66 + 10 g di 6.65 + 20 g di 6
7	10 g di 7.66 + 10 g di 7.65 + 20 g di 7
8	10 g di 8.66 + 10 g di 8.65 + 20 g di 8

Mahogany

Range

4	10 g di 4.5 + 10 g di 4.54 + 20 g di 4
5	10 g di 5.5 + 10 g di 5.54 + 20 g di 5
6	10 g di 6.5 + 10 g di 6.54 + 20 g di 6
7	10 g di 7.5 + 10 g di 7.54 + 20 g di 7
8	10 g di 8.5 + 10 g di 8.54 + 20 g di 8
9	10 g di 9.5 + 10 g di 9.54 + 20 g di 9

Cold Copper

Range

4	10 g di 4.43 + 10 g di 4.81 + 20 g di 4
5	10 g di 5.43 + 10 g di 5.81 + 20 g di 5
6	10 g di 6.43 + 10 g di 6.81 + 20 g di 6
7	10 g di 7.43 + 10 g di 7.81 + 20 g di 7
8	10 g di 8.43 + 10 g di 8.81 + 20 g di 8
9	10 g di 9.43 + 10 g di 9.81 + 20 g di 9
10	10 g di 10.43 + 10 g di 10.81 + 20 g di 10

Magic Iride

Range			
4	10 g di 4.25	+ 10 g di 4.24	+ 20 g di 4
5	10 g di 5.25	+ 10 g di 5.24	+ 20 g di 5
6	10 g di 6.25	+ 10 g di 6.24	+ 20 g di 6
7	10 g di 7.25	+ 10 g di 7.24	+ 20 g di 7
8	10 g di 8.25	+ 10 g di 8.24	+ 20 g di 8
9	10 g di 9.25	+ 10 g di 9.24	+ 20 g di 9
10	10 g di 10.25	+ 10 g di 10.24	+ 20 g di 10

Old Purple

Range			
4	10 g di 4.23	+ 10 g di 4.22	+ 20 g di 4
5	10 g di 5.23	+ 10 g di 5.22	+ 20 g di 5
6	10 g di 6.23	+ 10 g di 6.22	+ 20 g di 6
7	10 g di 7.23	+ 10 g di 7.22	+ 20 g di 7
8	10 g di 8.23	+ 10 g di 8.22	+ 20 g di 8
9	10 g di 9.23	+ 10 g di 9.22	+ 20 g di 9
10	10 g di 10.23	+ 10 g di 10.22	+ 20 g di 10

Deep Violet

Range			
4	10 g di 4.22	+ 20 g di 4.21	+ 10 g di 4
5	10 g di 5.22	+ 20 g di 5.21	+ 10 g di 5
6	10 g di 6.22	+ 20 g di 6.21	+ 10 g di 6

Deep Ash

Range
- 4   10 g di 4.71 + 10 g di 4.17 + 20 g di 4
- 5   10 g di 5.71 + 10 g di 5.17 + 20 g di 5
- 6   10 g di 6.71 + 10 g di 6.17 + 20 g di 6
- 7   10 g di 7.71 + 10 g di 7.17 + 20 g di 7
- 8   10 g di 8.71 + 10 g di 8.17 + 20 g di 8
- 9   10 g di 9.71 + 10 g di 9.17 + 20 g di9
- 10   10 g di 10.71 + 10 g di 10.17 + 20 g di 10

Milk blonde

Range
- 7   10 g di 7.23 + 10 g di 7.8 + 20 g di 7
- 8   10 g di 8.23 + 10 g di 8.8 + 20 g di 8
- 9   10 g di 9.23 + 10 g di 9.8 + 20 g di 9
- 10   10 g di 10.23 + 10 g di 10.8 + 20 g di 10

Lavander Ash blonde

Range
- 7   10 g di 7.2 + 10 g di 7.1 + 20 g di 7
- 8   10 g di 8.2 + 10 g di 8.1 + 20 g di 8
- 9   10 g di 9.2 + 10 g di 9.1 + 20 g di 9
- 10   10 g di 10.2 + 10 g di 10.1 + 20 g di 10

Rose blonde

Range

7 10 g di 7.65 + 10 g di 7.83 + 20 g di 7
8 10 g di 8.65 + 10 g di 8.83 + 20 g di 8
9 10 g di 9.65 + 10 g di 9.83 + 20 g di 9
10 10 g di 10.65 + 10 g di 10.83 + 20 g di 10

Vintage blonde

Range

7 10 g di 7.35 + 10 g di 7.33 + 20 g di 7
8 10 g di 8.35 + 10 g di 8.33 + 20 g di 8
9 10 g di 9.35 + 10 g di 9.33 + 20 g di 9
10 10 g di 10.35 + 10 g di 10.33 + 20 g di 10

Strawberry blonde

Range

7   3 g di 7.66 + 37 g di 7.00
8   3 g di 8.66 + 37 g di 8.00
9   3 g di 9.66 + 37 g di 9.00
10 3 g di 10.66 + 37 g di 10

Golden Love blonde

Range

7   5 g di 7.34 + 5 g di 7.3 + 30 g di 7.
8   5 g di 8.34 + 5 g di 8.3 + 30 g di 8
9   5 g di 9.34 + 5 g di 9.3 + 30 g di 9
10 5 g di 10.34 + 5 g di 10.3 + 30 g di 10

Cosmic blonde

Range

7   5 g di 7.36+ 5 g di 7.21 + 30 g di 7
8   5 g di 8.36+ 5 g di 8.21 + 30 g di 8
9   5 g di 9.36+ 5 g di 9.21 + 30 g di 9
10 5 g di 10.36+ 5 g di 10.21 + 30 g di 10

Beige blonde

Range

7   5 g di 7.88+ 5 g di 7.81 + 30 g di 7
8   5 g di 8.88+ 5 g di 8.81 + 30 g di 8
9   5 g di 9.88+ 5 g di 9.81 + 30 g di 9
10 5 g di 10.88 + 5 g di 10.81 + 30 g di 10

segna qui i tuoi appunti!

Tropical collection

In ogni numero del formulario troverete una collezione speciale per ricreare trend esclusivi per il vostro salone.

Tropical passion *Range*

7	10 g di 7.62 + 10 g di 7.68 + 20 g di 7
8	10 g di 8.62 + 8 g di 7.68 + 20 g di 8
9	10 g di 9.62 + 9 g di 7.68 + 9 g di 7
10	20 g di 10.62 + 20 g di 10.68

Coconut *Range*

4	10 g di 4.82 + 10 g di 4.83 + 20 g di 4
5	10 g di 5.82 + 10 g di 5.83 + 20 g di 5
6	10 g di 6.82 + 10 g di 6.83 + 20 g di 6
7	10 g di 7.82 + 10 g di 7.83 + 20 g di 7
8	10 g di 8.82 + 10 g di 8.83 + 20 g di 8
9	10 g di 9.82 + 10 g di 9.83 + 20 g di 9
10	10 g di 10.82 + 10 g di 10.83 + 10 g di 4

Tropical green

utilizzo di pigmenti puri:
30 g di turchese + 5 g di blu + 5 g di grigio.

Sea

utilizzo di pigmenti puri:
10 g di turchese + 20 g di azzurro + 10 g di clear.

Palm green

pigmenti puri: 10 g di turchese + 20 g di verde + 5 g di giallo lime.

Tropical pink

pigmenti puri: 5 g di fucsia + 1 g di giallo + 34 g di rosa

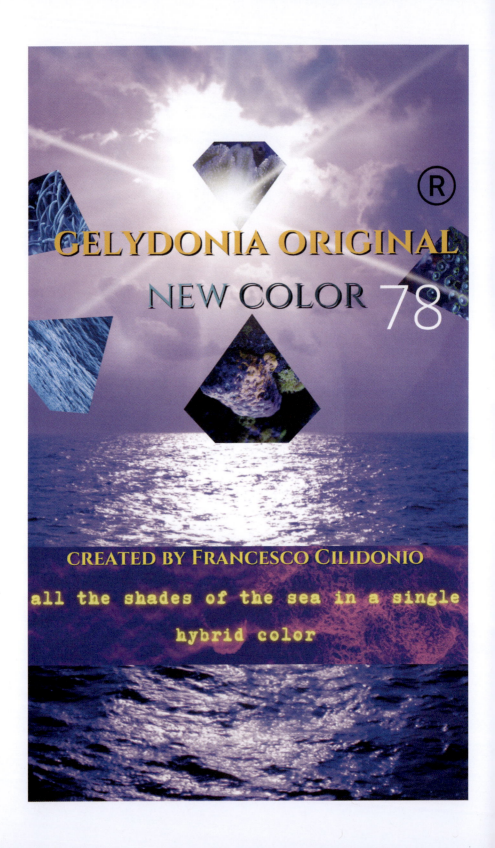

Un colore che si trasforma in viola freddo, caldo, blu e anche turchese in base al fondo di schiaritura.
A color that changes to cool and warm purple, blue and even turquoise based on the lightening base.

78

GELYDONIA ORIGINAL NEW COLOR

formula pure - direct pigments:
5 g of DARK GREEN +
10 g of TURQUOISE +
5 g of ACID GREEN +
10 g of BLUE +
5 g of LAVANDER +
5 g of FLUO COOL PURPLE

ideal for 9 - 10 lightening bases. On tone 8 it will magically turn into unpredictable colors.
Ideale per fondi di schiaritura 9 - 10. Su tono 8 virerà magicamente in colori non prevedibili

BONUS

Rosso Natale

pigmenti puri - colorazione diretta:
30 g magenta + 5 g rosso + 5 g di grigio

special color (ad ossidazione):
30 g 8.666 + 5 g 8.44 + 4 g 0.66 + 1 g 2
+ perossido idrogeno (acqua ossigenata) a 10 vol. diluizione 1:1 - utilizzabile anche su capelli bianchi a 30 vol. per 35 minuti

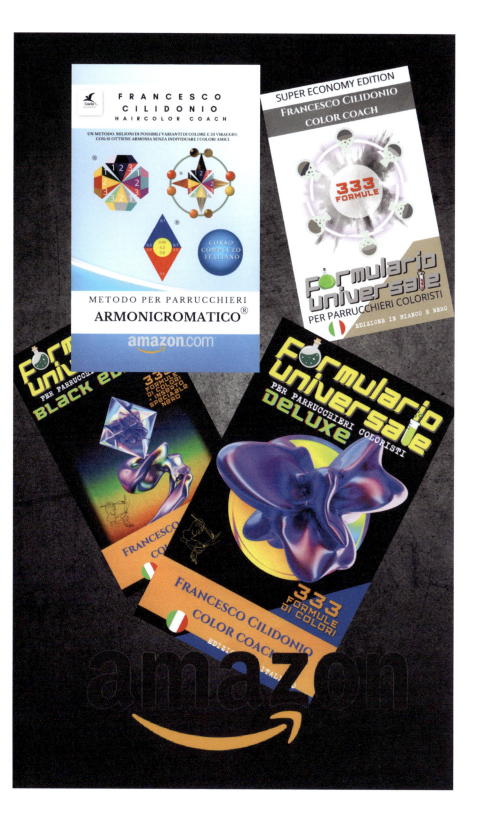

il mio formulario privato

scrivi qui le tue formule segrete!

FORMULE.   FORMULE.

_____   _____

_____   _____

_____   _____

_____   _____

_____   _____

_____   _____

PROMEMORIA   NOTE

il mio formulario privato

scrivi qui le tue formule segrete!

FORMULE.   **FORMULE.**

_____   _____
_____   _____
_____   _____
_____   _____
_____   _____
_____   _____
_____   _____

PROMEMORIA   **NOTE**

il mio formulario privato

scrivi qui le tue formule segrete!

FORMULE.   FORMULE.

_____   _____

_____   _____

_____   _____

_____   _____

_____   _____

_____   _____

_____   _____

PROMEMORIA   NOTE

il mio formulario privato

scrivi qui le tue formule segrete!

FORMULE.   **FORMULE.**

_____   _____

_____   _____

_____   _____

_____   _____

_____   _____

_____   _____

PROMEMORIA   **NOTE**

il mio formulario privato

scrivi qui le tue formule segrete!

FORMULE. **FORMULE.**

PROMEMORIA **NOTE**

il mio formulario privato

scrivi qui le tue formule segrete!

FORMULE. **FORMULE.**

_____ _____
_____ _____
_____ _____
_____ _____
_____ _____
_____ _____

PROMEMORIA **NOTE**

il mio formulario privato

scrivi qui le tue formule segrete!

FORMULE.   **FORMULE.**

_____   _____

_____   _____

_____   _____

_____   _____

_____   _____

_____   _____

PROMEMORIA   **NOTE**

il mio formulario privato

scrivi qui le tue formule segrete!

FORMULE.

_____

_____

_____

_____

_____

_____

_____

FORMULE.

_____

_____

_____

_____

_____

_____

_____

PROMEMORIA

NOTE

il mio formulario privato

scrivi qui le tue formule segrete!

FORMULE.   **FORMULE.**

_____   _____

_____   _____

_____   _____

_____   _____

_____   _____

_____   _____

PROMEMORIA   **NOTE**

il mio formulario privato

scrivi qui le tue formule segrete!

FORMULE.	FORMULE.
_____	_____
_____	_____
_____	_____
_____	_____
_____	_____
_____	_____

PROMEMORIA   NOTE

il mio formulario privato

scrivi qui le tue formule segrete!

FORMULE.   FORMULE.

_____   _____
_____   _____
_____   _____
_____   _____
_____   _____
_____   _____

PROMEMORIA   NOTE

il mio formulario privato

scrivi qui le tue formule segrete!

FORMULE.   FORMULE.

_____   _____
_____   _____
_____   _____
_____   _____
_____   _____
_____   _____

PROMEMORIA   NOTE

il mio formulario privato

scrivi qui le tue formule segrete!

FORMULE. | FORMULE.

PROMEMORIA | NOTE

il mio formulario privato

scrivi qui le tue formule segrete!

FORMULE.   **FORMULE.**

_____   _____
_____   _____
_____   _____
_____   _____
_____   _____
_____   _____
_____   _____

PROMEMORIA   **NOTE**

ID mio formulario

privato

scrivi qui le tue formule segrete!

FORMULE.   FORMULE.

_____   _____

_____   _____

_____   _____

_____   _____

_____   _____

_____   _____

PROMEMORIA   NOTE

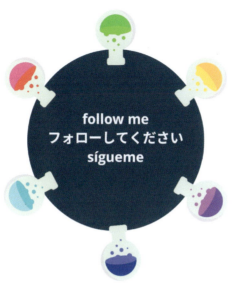

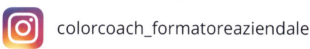 colorcoach_formatoreaziendale

Qui si conclude il primo volume del formulario per parrucchieri coloristi. Cerca gli altri e riempi il tuo negozio di colori!

This concludes the first volume of the colorist hairdressing form. Look for others and fill your shop with colors!

Así concluye el primer volumen del formulario de peluquería colorista. ¡Busca otros y llena tu tienda de colores!

これで、カラーリストの理髪フォームの第1巻は終わりです。他の人を探して、あなたの店を色で満たしてください!

Printed in Poland
by Amazon Fulfillment
Poland Sp. z o.o., Wrocław
29 May 2024

a72c43a4-7640-4986-bf6b-e44b1d4de1d6R01